I0840876

One Rep Maximum Conversion Chart

	Repetitions											
Pounds	1	2	3	4	5	6	7	8	9	10	11	12
50	50	52.5	54	55.5	57.5	59	60	62.5	65	66.5	71.5	74.5
60	60	63	64.8	66.6	69	70.8	72	75	78	79.8	85.8	89.4
70	70	73.5	75.6	77.7	80.5	82.6	84	87.5	91	93.1	100.1	104.3
80	80	84	86.4	88.8	92	94.4	96	100	104	106.4	114.4	119.2
90	90	94.5	97.2	99.9	103.5	106.2	108	112.5	117	119.7	128.7	134.1
100	100	105	108	111	115	118	120	125	130	133	143	149
110	110	115.5	118.8	122.1	126.5	129.8	132	137.5	143	146.3	157.3	163.9
120	120	126	129.6	133.2	138	141.6	144	150	156	159.6	171.6	178.8
130	130	136.5	140.4	144.3	149.5	153.4	156	162.5	169	172.9	185.9	193.7
140	140	147	151.2	155.4	161	165.2	168	175	182	186.2	200.2	208.6
150	150	157.5	162	166.5	172.5	177	180	187.5	195	199.5	214.5	223.5
160	160	168	172.8	177.6	184	188.8	192	200	208	212.8	228.8	238.4
170	170	178.5	183.6	188.7	195.5	200.6	204	212.5	221	226.1	243.1	253.3
180	180	189	194.4	199.8	207	212.4	216	225	234	239.4	257.4	268.2
190	190	199.5	205.2	210.9	218.5	224.2	228	237.5	247	252.7	271.7	283.1
200	200	210	216	222	230	236	240	250	260	266	286	298
210	210	220.5	226.8	233.1	241.5	247.8	252	262.5	273	279.3	300.3	312.9
220	220	231	237.6	244.2	253	259.6	264	275	286	292.6	314.6	327.8
230	230	241.5	248.4	255.3	264.5	271.4	276	287.5	299	305.9	328.9	342.7
240	240	252	259.2	266.4	276	283.2	288	300	312	319.2	343.2	357.6
250	250	262.5	270	277.5	287.5	295	300	312.5	325	332.5	357.5	372.5